AF456688

DU ROLE

DE LA

SAGE-FEMME

DANS LA SOCIÉTÉ

PAR

Mlle ANDRIEU

Sage-femme de 1re classe, Lauréate de la Maternité de Clermont-Ferrand

Médaille d'or de la Maternité de Paris.

PARIS

ALCAN-LÉVY, IMPRIMEUR BREVETÉ

24, RUE CHAUCHAT, 24

1889

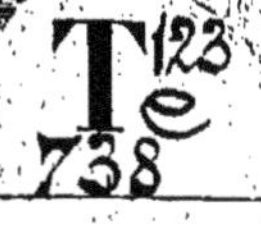

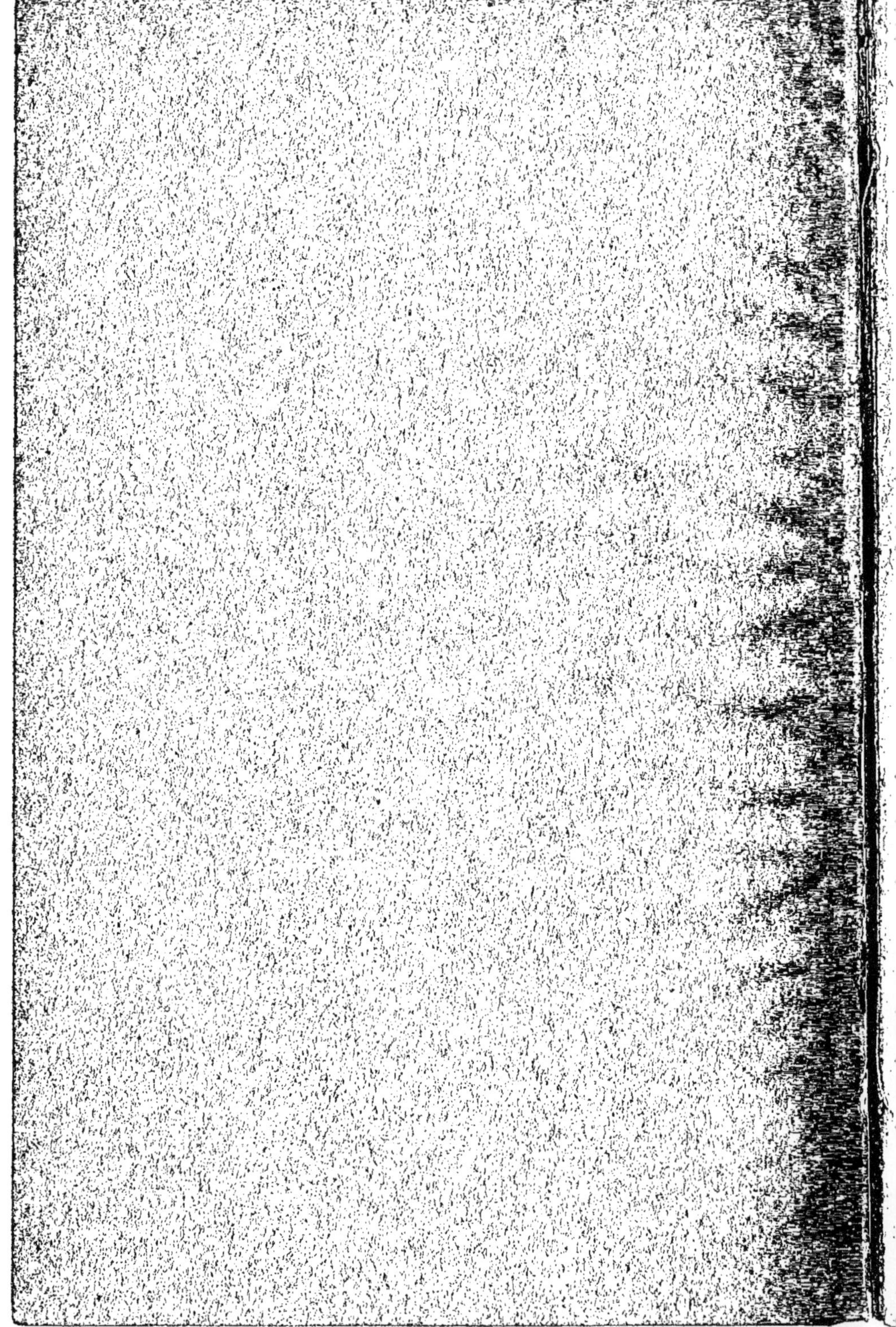

DU ROLE

DE LA

SAGE-FEMME

DANS LA SOCIÉTÉ

PAR

Mlle ANDRIEU

Sage-femme de 1re classe. Lauréate de la Maternité de Clermont-Ferrand

Médaille d'or de la Maternité de Paris

PARIS

ALCAN-LÉVY, IMPRIMEUR BREVETÉ

24, RUE CHAUCHAT, 24

1889

DU RÔLE

DE LA

SAGE-FEMME

DANS LA SOCIÉTÉ

PAR

Mlle ANDRIEU

Répétitrice [illegible] de la Maternité de Clermont-Ferrand

[illegible] de la Maternité de Paris

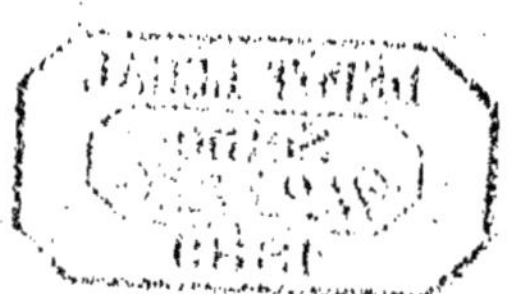

PARIS

ALCAN-LÉVY, IMPRIMEUR BREVETÉ

24, RUE CHAUCHAT, 24

1880

DU ROLE

DE LA SAGE-FEMME

DANS LA SOCIETÉ

AVANT-PROPOS

« Tout ce qui est organisé est éphémère. A chaque seconde, dans le vaste domaine du règne végétal et animal, des milliers d'organismes succombent, cèdent la place à des milliers d'autres organismes qui surgissent à la vie. »

Dans cette œuvre de rénovation, que de variétés ! que de nuances ! Une hiérarchie toutefois y est manifeste, et par elle se trouve mise en relief la méthode qui préside à tous les actes de la nature.

Pour s'en convaincre on n'a qu'à s'initier aux stades principaux imposés à la procréation du monde animé, à la série suivante : *Scissiparité, Gemmation, Bourgeonnement, Sporulation*; plus haut arrive la *Reproduction sexuée*, autrement dit, l'action combinée de deux éléments dont l'un s'imprègne du principe fécondant fourni par le second.

Que dans le cas de segmentation, de bourgeonnement, de gemmation, la portion séparée se montre pareille à celle qui lui a donné naissance, rien de plus naturel. Mais qu'il en soit de même, alors que le produit résulte de l'action combinée de deux existences absolument distinctes, le fait a de quoi surprendre.

En y réfléchissant, toutefois, on reconnaît qu'il s'agit là d'un phénomène de même ordre que le premier. Quoique d'un volume extrêmement réduit, les éléments qui s'imprègnent mutuellement dans l'acte de la fécondation n'en sont pas moins une simple partie détachée des générateurs. La quantité de matière transmise importe peu. Les conséquences en sont les mêmes. Non seulement la forme du producteur est acquise au produit, mais dans le développement de ce dernier, on voit se manifester l'influence des lois connues sous les noms d'*atavisme*, d'*hérédité*, d'*innéité*, cela avec un cachet d'autant plus accusé que l'être nouveau est appelé à un rôle plus élevé.

Notre économie, tenant la tête, participe fatalement de ces grandes assises de la création et plus que toute autre est assujettie à ces lois.

Rien de plus facile que d'y reconnaître leur influence. L'une d'elles, même, mise en relief, va nous servir comme de préambule et de moyen de transition, pour arriver à notre sujet d'étude.

Atavisme. — On l'a dit avec juste raison : « Il n'y a pas de petites filles, il n'y a que de petites femmes ». Comme sous l'obsession d'un rêve commencé dès le ventre de sa mère, une petite fille à peine en possession de son libre arbitre est tout entière aux préoccupations de la maternité. Ses minauderies vis-à-vis d'une poupée en sont un sûr témoignage, ne pouvant laisser de prise au moindre doute. Rechercher l'origine de pareil entraînement serait se perdre dans la nuit des temps, ou du moins remonter probablement jusques au berceau de l'humanité.

Toujours est-il qu'en vue de cette indication majeure, la reproduction de l'espèce, l'organisme féminin, soit anatomiquement, soit physiologiquement est, dès le bas âge, tout à fait spécialisé dans ce sens, et qu'on le voit obéir à ce que les données modernes ont fait désigner sous le nom de *suggestion atavique*. Anatomiquement, chez les personnes du sexe, les nerfs sont plus volumineux que chez l'homme.

Quant à leurs réactions, on peut bien dire qu'elles ressortent habituellement du domaine de l'*action réflexe*, étant instinctives, de pur automatisme, inconscientes.

Pour dissiper tout doute, revenons aux agissements d'un groupe de fillettes. Vient-on à les exciter, elles ne se possèdent plus, sont à peine maîtresses d'elles-mêmes. Des cris, des exclamations s'échappent involontairement de leur bouche. Si elles courent, on les voit de temps à autre s'arrêter pour bondir. A l'état calme, elles sont câlines, caressantes, pleines de petites ruses, comme si elles avaient conscience qu'elles ne pourront à elles seules suffire à leur mission et qu'il leur faut s'attacher un collaborateur.

Coquettes déjà, elle se constituent un petit

milieu, jettent en apparence les bases d'un établissement; elles tiennent à être remarquées et veulent être distinguées de leurs camarades dans lesquelles, peut-être, elles devinent, dès ce moment, de futures rivales. En un mot, spontanéité de décision, instantanéité de mouvement, telle est la caractéristique de leur tempérament, disposition qui révèle en elles le rôle auquel elles sont dévolues, rôle plein d'imprévu, de périls, mais que leur nature leur permettra d'aborder, non seulement sans crainte, mais avec enthousiasme.

Arrivée à cet âge critique où les jeunes Romaines étaient dans l'habitude d'aller suspendre leurs poupées et leurs jouets d'enfants au temple de Vénus, la jeune fille éprouve le besoin de se replier sur elle-même. Toute pensive, toute timorée, elle s'impose comme un noviciat, une initiation : On dirait la veillée d'armes des anciens chevaliers ; elle se recueille, s'interroge, finalement se particularise. Par le fait la chose en vaut la peine.

Laissons-la à ses méditations, à ses préférences, et nous bornant à observer que rarement la nature perd ses droits, attendons, pour qu'elle nous revienne, que la maternité lui ait imposé ses lois et l'ait rendue tributaire de notre profession. Dès ce moment, en effet, d'utiles conseils peuvent lui venir de la sage-femme qui représente, dans les masses, les notions acquises par la science. L'intervention de cette dernière devenant même de plus en plus complexe, pour plus de clarté nous la catégorisons sous ces trois chefs : *Grossesse*, *Accouchement*, *Suites de couches.*

I

GROSSESSE

Notre intention n'est pas, comme on le comprend, de faire ici un cours d'accouchement, mais bien de donner par une large esquisse une idée du vaste cadre dans lequel s'exerce l'activité d'une sage-femme instruite.

Disons-le par avance, un sentiment doit la dominer, le respect de sa profession. Si, par sa nature, elle est plus apte à certains soins plus dans la convenance de la malade, il faut aussi que celle-ci puisse compter sur sa discrétion.

Cette remarque faite, entrons en matière.

Une première question professionnelle se pose tout d'abord. Y a-t-il grossesse? Les moyens d'investigation pour s'en assurer sont nombreux et varient suivant le moment de l'examen. La sage-femme doit être initiée à toutes ces recherches *consilio manu que* comme on dit. Elle se rappellera que si ce problème est facile à résoudre habituellement, il peut toutefois se présenter dans des conditions assez difficultueuses pour que l'on ait vu des accoucheurs émérites ouvrir ou ponctionner en pleine clinique des utérus gravides de 4 ou 8 mois, en croyant avoir à faire à une collection purulente ou à des kystes.

La grossesse constatée, et même avant, aussitôt surgit toute la série des précautions hygiéniques : vêtements, régime alimentaire, occupations, exercice, voyages, soins hygiéniques partiels ou généraux ; ensemble de données dont l'application devra être dictée par le bon sens. Bientôt la question se dédouble ; d'un côté est la mère, le contenant, de l'autre le fœtus, le contenu, chacun des deux nécessite une attention spéciale.

La beauté chez une femme n'est, par le fait, que la réunion des conditions plastiques instituées par la nature pour en faire une bonne reproductrice. D'une manière générale tout le monde est plus ou moins apte à juger la question. L'accoucheuse, plus experte, saura qu'il est des femmes en apparence bien conformées, qui, cependant, ont des défectuosités préjudiciables à une délivrance, elle devra s'en assurer, et de son examen pourra résulter tout un plan pour une conduite à tenir lors de l'accouchement.

Le fœtus, lui, se développe de son côté et finalement se cantonne en partie dans le petit bassin, préparant ainsi son entrée dans le monde. Le mode de disposition qu'il affecte vis-à-vis l'issue du corps utérin a reçu le nom de *présentation*. C'est, principalement, la présentation du sommet de la tête qui se produit 19 fois sur 20 accouchements; la présentation du siège, 1 sur 30; du tronc, 1 sur 125; de la face, 1 sur 250 (cette dernière est considérée comme une présentation de travail et non de grossesse). Il y a quelques années à peine, certains médecins, amateurs des causes finales et que leur imagination égarait, voyant les présentations de la tête se produire si souvent, en étaient venus à penser que le fœtus, guidé déjà par l'instinct, *piquait* sa tête, pourrait-on dire, pour faciliter son éclosion, son arrivée au jour.

De minutieuses recherches longtemps poursuivies, basées sur le toucher, sur le palper abdominal, manœuvres exercées par des accoucheurs émérites, ont rectifié ce qu'avait de vaporeux cette opinion et ont conduit à une constatation plus prosaïque.

Ces praticiens ont établi qu'il ne s'agissait là que d'un travail d'*accommodation*.

Le fœtus, en somme, se comporte comme un calcul dans une vessie. On peut donner de cette loi la formule suivante : « Dans tout réservoir contractile à surface interne lisse, un corps à surface extérieure lisse aussi s'adaptera à ce milieu de la façon la plus normale, la plus favorable pour le contenant et pour le contenu. »

Cette donnée si simple et pourtant si difficile à déterminer est résultée de la connaissance des variétés de rapport existant entre ces trois éléments : la cavité abdominale, le corps utérin, le fœtus.

Ainsi, si l'utérus et les cavités pelviennes et abdominales sont normalement conformées et se développent régulièrement pendant la grossesse ; si le fœtus suit un développement normal en tant que forme et volume, si le liquide amniotique n'est pas trop abondant, si le placenta n'est pas inséré sur le segment inférieur de l'utérus, s'il n'y a pas brièveté, ni naturelle, ni accidentelle du cordon, il s'en suivra que les deux axes utérin et fœtal, parallèles entre eux, le seront aussi à l'axe pelvien et que comme finale, on sera en face d'une présentation du sommet normale et franche, ce qui est toujours à désirer.

De ce qui précède, une conséquence découle; c'est que si les conditions précédentes viennent à être disloquées, on doit s'attendre à un accouchement ou difficile ou moins naturel. C'est, en effet, ce qui a lieu. Entrer dans de pareils développements n'est pas dans la mesure d'un simple exposé.

Nous renvoyons à la lecture du dernier ouvrage du professeur Pinard sur le palper abdominal; on y trouvera d'abord la preuve que par ce moyen d'exploration, il est possible de déterminer la position de l'enfant et de prévoir le mauvais accouchement dont la femme est menacée; puis, comme toute notion nouvelle comporte toujours son utilité pratique, on apprendra que par des manœuvres, des manipulations extérieures, il est possible de modifier la position de l'enfant avant le travail et de remplacer un accouchement dangereux par un naturel.

Nous venons de donner une idée des préoccupations qui incombent à la sage-femme avant le travail de l'accouchement ; que l'on nous permette de terminer ce paragraphe par l'énoncé d'un soin capital que nous avons dû mettre en réserve pour lui donner plus de relief.

Si, sur la fin de la grossesse, une femme présente de l'œdème des extrémités, on devra chaque jour examiner ses urines pour voir qu'elles ne contiennent pas d'albumine ; car dans ce cas, par un simple régime au lait, on pourra la mettre à l'abri de ces attaques formidables qui chaque année enlèvent en quelques heures de pauvres mères de famille.

II

ACCOUCHEMENT

Ce qui précède nous a initiés à l'existence de deux actions : l'une fondamentale, l'œuvre créatrice qui, s'élevant par degrés, trouve son apogée dans l'espèce humaine, devenant de plus en plus complexe et difficultueuse, pourrait-on dire, en raison du progrès de la civilisation; l'autre, l'œuvre scientifique qui, greffée sur la première et, s'appliquant à pénétrer autant que faire se peut, les mystères de la vie, arrive ainsi à permettre à certaines individualités de se faire les interprètes et les ministres de la nature, avec même, à l'occasion, les moyens de la relever dans ses écarts.

Nous avons vu la première s'emparer d'une jeune fille dès son berceau, la couvrir de fleurs, s'il est permis de s'exprimer ainsi, pour l'amener à son but, à en faire une mère; non pas que l'espèce périclite, mais parce qu'il faut pourvoir à la grande consommation des passions humaines.

Au nombre des individualités instituées par la seconde, est la sage-femme. Toute jeune encore elle a dû s'arracher aux illusions de son âge pour se pénétrer des documents scientifiques professionnels; ce travail de rénovation de notre espèce, elle a dû le suivre pas à pas, être assez imbue des préceptes qui y sont attachés pour qu'à un moment donné elle soit à même de prendre à sa charge la responsabilité de deux existences.

Nous l'avons laissée surveillant la marche d'une grossesse, la mettant à l'abri de certains écueils, s'étant déjà à peu près rendu compte par le palper abdominal de la position de l'enfant, à la rigueur ayant réussi à la rectifier. A cette heure, admettons le travail commencé, le fœtus plongeant dans le bassin, voyons quelles nouvelles préoccupations lui incombent.

Appelée d'ordinaire dès les premières douleurs, elle est là à l'avant-garde, soit qu'elle doive suffire à la besogne, soit que, voyant un danger, elle en arrive à s'étayer de l'autorité d'un médecin accoucheur.

Comme premier soin, il lui faut vérifier, cette fois sur des signes certains, la présentation et la position de l'enfant, présentations classées au nombre de 5 ; positions au nombre de 10. Le mécanisme de chacune d'elles lui étant connu, les points de repère familiers, elle suit dans son évolution le travail d'accouchement, s'assure de sa régularité. L'auscultation du cœur de l'enfant lui permet d'en mesurer les forces, de les mettre en regard de la résistance de la mère ; elle est donc à même de juger s'il faut laisser se continuer le travail ou s'il faut l'abréger en ayant recours à l'une quelconque des manœuvres obstétricales. Ajoutons-le, sa capacité professionnelle étant de notoriété publique, le moral de la malade, aussi celui de l'assistance, s'en trouvant maintenus, tout concordant, en un mot, pour une solution heureuse, la venue d'un nouvel enfant au monde s'accomplit à la satisfaction de tous. Le plus habituellement il en est ainsi, mais souvent aussi des difficultés se présentent. Antérieures à l'accouchement, elles ont pu modifier la conduite à tenir ; ainsi l'accouchement prématuré dans le cas de rétrécissement du bassin. Coïncidant avec le travail, parfois, on a pu les pressentir, d'autres fois elles ont surgi inopinément ; toujours est-il que c'est dans ces circonstances qu'est mise en relief l'efficacité d'une intervention éclairée, l'utilité d'une sage-femme instruite. D'une manière générale, on peut dire que toute complication constatée et bien déterminée, est en partie combattue, la science ayant en réserve toute une série de moyens dictés par une longue expérience résultant de savantes recherches. Celle qui les connaît s'en sert. Dans tous les cas, en attendant qu'un appui moral, qu'un secours lui vienne, elle a eu soin de se conformer à ce précepte trop souvent oublié : *primum non nocere*.

Notre intention n'est pas, comme on le comprend, d'entrer dans des détails qui exigeraient un fort volume et cela, encore, en admettant une éducation spéciale antérieure. Toutefois, pour permettre de juger de la gravité des décisions qui s'imposent à une sage-femme, nous donnerons en exemple les deux cas qui suivent : Un avortement a lieu au 4e ou 5e mois, et se complique d'une grande effusion de sang. Le produit a été expulsé, mais le placenta (le délivre) reste. — Du seigle ergoté est donné. Deux conséquences peuvent en résulter. Ou bien l'hémorrhagie est arrêtée et le délivre expulsé, ou bien l'hémorrhagie est en partie enrayée, mais le placenta reste et devient le point de départ d'une septicémie mortelle. Pourquoi cette différence qui peut être cause de la mort de la femme? Dans le premier cas, le placenta était dans le col utérin, et l'action de l'ergot a achevé son expulsion. Dans le second, il était encore dans la cavité utérine et la contraction de cet organe l'a enclavé. On peut juger par ce fait sur quelles nuances se joue le ministère de la sage-femme et de quel poids pèse une intervention éclairée.

Nous ferons allusion, comme second exemple, à ces métrorrhagies, mortelles en quelques moments, dues à un décollement placentaire. La possibilité y étant, l'accoucheuse doit, aussitôt que faire se peut, opérer la délivrance; elle est seule, isolée, loin de tout secours, si elle ne réussit pas, elle peut passer pour avoir tué la malade. N'importe, elle doit agir. Disons-le, en terminant ce paragraphe, la notion exacte, précise et présente à l'esprit des traditions scientifiques doit diriger sa ligne de conduite, car seule elle peut lui donner l'énergie voulue pour s'y tenir et lui assurer ce calme de conscience qui suit toujours la certitude du devoir accompli.

III

SUITES DE COUCHES

On serait volontiers porté à penser qu'une pauvre femme qui vient de souffrir plusieurs heures pour mettre au jour un enfant, qui en est encore toute meurtrie, devrait être plus que toute autre à l'abri d'une nouvelle atteinte et qu'une accalmie lui est bien légitimement acquise. Or, c'est tout le contraire qui a lieu. Dans cette lutte de tous les instants que supporte la vie, l'accouchée, affaiblie qu'elle est, se trouve être une proie toute préparée pour ces myriades d'ennemis invisibles qui n'attendent que le moment où l'on est désarmé pour ouvrir les hostilités. Cette plaie béante de l'utérus est la trouée qui leur livrera passage et bientôt la place tout entière sera envahie. Nous n'avons pas à rappeler ici ces épidémies de fièvre puerpérale transformant les Maternités des grandes villes en de véritables abattoirs.

Bornons-nous à dire qu'à la Maternité de Paris la mortalité en temps ordinaire était de 1 sur 20. Heureusement, de nos jours, grâce à l'usage du microscope, du génie de Pasteur, et des travaux des savants, parmi lesquels nous comptons plusieurs maîtres, ces tristes temps ne sont plus. Ces ennemis, jusqu'alors inconnus, ont été étudiés et dans leurs allures et dans leurs moyens de pullulation La possibilité de les combattre en est résultée; tout un arsenal de guerre, le groupe des antiseptiques a pu leur être opposé. Leur efficacité est tous les jours constatée. Pour donner une idée de la simplicité de leur emploi, nous allons faire connaître le suivant, à la portée de tous et qui sera la conclusion et comme la justification du travail que nous venons de donner.

Quoique notre contrée montagneuse, par sa position topographique soit à peu près à l'abri des empoisonnements des grandes villes, chaque année des accidents de péritonite, d'abcès péri-utérins, de troubles de circulation veineuse sévissent sur quelques-unes des accouchées et parfois les enlèvent.

Pour s'opposer à pareils désordres, que faut-il ? User de la méthode antiseptique. Des lavages utérins composés et pratiqués suivant les indications de la science, des soins de propreté basés sur le même principe, cela, jusqu'à ce que la plaie utérine soit fermée, seront une sauvegarde non douteuse ; tel est du moins ce que nous a permis de constater une expérience de trois ans. Espérons que ces soins de propreté iront à l'encontre de l'esprit de routine et seront acceptés par la pratique journalière. Ce résultat obtenu, notre peine aura trouvé sa récompense.

Paris. — Imp. Alcan-Lévy, 24, rue Chauchat.

www.ingramcontent.com/pod-product-compliance
Ingram Content Group UK Ltd.
Pitfield, Milton Keynes, MK11 3LW, UK
UKHW022146260726
13993UKWH00005B/2178

9 782019 999933